DU TRAITEMENT

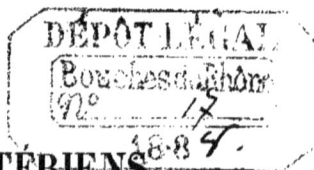

DES ABCÈS EXTRA-SPHINCTÉRIENS

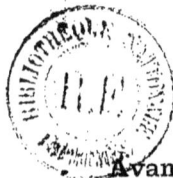

DE LA MARGE DE L'ANUS

Avantages de l'incision au thermo-cautère

Par le Dr GABRIEL ROUX.

Le sujet que nous abordons n'a pas pour lui l'avantage de la nouveauté et avant la discussion qui s'est élevée en juin 1887 à la Société de Chirurgie, nous aurions pensé que sur ce point particulier de thérapeutique, l'observation clinique avait fini par imposer à tous les chirurgiens une conduite uniforme presque banale, pour employer l'expression de M. Trélat. Sur ce point nous nous trompions, et la communication de M. Bazy a donné la preuve qu'ici, comme dans beaucoup de questions chirurgicales, il y a des dissidences d'opinions, des divergences de vue notables. Nous avons vu se réveiller les discussions mémorables entre les partisans de la méthode de Faget et ceux de la méthode de Foubert, entre les chirurgiens pratiquant de larges débridements et les opérateurs plus timorés qui préféraient la simple ponction, la petite incision. C'est en voyant défendre tous les traitements possibles de ce genre d'abcès que nous nous aperçûmes du peu de défenseurs qu'avait celui qui nous paraissait le meilleur, de *l'incision au thermo-cautère*. Les magnifiques résultats obtenus devant nous par M. le professeur Combalat à la clinique chirurgicale de l'Hôtel-Dieu, et cela pendant plusieurs années de suite sans une récidive ; les succès que nous avons obtenus nous même nous ont engagé à présenter quelques arguments en faveur de cette thérapeutique.

C'est en 1743 que Faget et Foubert, comme l'établit M. Reclus dans sa communication au congrès pour l'avancement des sciences intitulée : « De l'incision des abcès de la région ano-rectale », commencèrent le parallèle entre les deux méthodes de l'incision large et complète et de la simple ponction ; discussion retentissante entre l'un, doué d'un véritable génie chirurgical, et l'autre auquel Chassaignac attribue un faible sens pratique.

Un siècle et demi plus tard, en 1887, malgré que la plupart des chirurgiens partagent l'opinion de Trélat, Chassaignac, Reclus, De Barreau De Miratel, Heurteloup, favorable à l'incision large, on voit des hommes de mérite comme M. Bazy défendre encore la ponction.

Le débat pour être moins passionné n'est donc pas encore clos, nous allons examiner comment dans cette longue période les principaux chirurgiens ont jugé l'intervention dans l'abcès de la marge de l'anus.

Faget, comme le fait remarquer M. Heurteloup dans son rapport sur le travail de M. Bazy (Société de Chirurgie, 29 juin 1887) n'expose pas un procédé nouveau.

Déjà Joubert, éditeur de la grande chirurgie de Guy de Chauliac, conseille l'incision en croissant « quasi en forme de lune » pour prévenir la stagnation du pus et la formation d'une fistule.

Dans un recueil publié en 1702, Saviard, ancien maître chirurgien de l'Hôtel-Dieu, avait dit : « L'utilité que l'on peut « tirer de cette opération pour la pratique, consiste à recon- « naître que pour guérir radicalement les abcès qui se forment « aux environs de l'anus, il faut nécessairement couper l'in- « testin, quoiqu'il ne soit pas percé, parce qu'on ne peut « jamais établir une bonne cicatrice dans le fond de l'ulcère « quand la matière a touché le corps de l'intestin, ce qui « occasionne la récidive ».

Du reste, même Saviard ne présente pas l'opération comme étant sienne. Il ne pouvait pas y avoir de procédé complètement nouveau quand peu d'années auparavant les courtisans du grand roi avaient fourni aux chirurgiens de nombreux sujets à expériences pour les divers traitements de la fistule à l'anus.

Cette conduite de Saviard, était imitée par J. L. Petit et plusieurs chirurgiens de cette époque, puis Faget lui donna une nouvelle impulsion.

Alors vinrent des esprits timorés qui, à la suite de Foubert, se jetèrent dans le courant inverse et défendirent le procédé de ce dernier en se basant sur les dangers d'hémorrhagie, d'infection, d'incontinence des matières fécales évités d'après eux, par la simple ponction, qui n'empêchait pas d'opérer la fistule quand celle-ci venait à se former.

Parmi ces chirurgiens il nous faut citer Boyer. Dans son *Traité des maladies chirurgicales,* 1825 (t. X., p. 103) nous trouvons un plaidoyer en faveur de la méthode de Foubert.

Après avoir établi la nécessité de débrider, il ajoute : « Les « uns veulent qu'on se borne à une simple incision des tégu- « ments, les autres recommandent de fendre l'intestin et d'en « emporter une partie lorsqu'il est trop aminci..... Mais « trop de raisons militent en faveur de la méthode opposée « pour qu'elle ne soit pas suivie préférablement à l'autre. En « faisant une simple incision pour donner issue au pus, on « évite quelquefois l'incision du rectum, qui n'est pas tou- « jours nécessaire, et, dans ce cas là, en suivant la première « méthode on aurait pratiqué sans nécessité une opération « qui peut donner lieu à des accidents. Cette incision du rec- « tum dans toute sa portion dénudée n'est pas sans danger, et « le plus souvent elle n'est pas nécessaire. »

Bien moins affirmatif et d'un jugement plus sain sur les véritables conséquences des deux méthodes est son contem- porain Sabatier. Celui-ci dans son *Traité de médecine opéra- toire,* 1822, fait la part de ce qui revient à chaque procédé.

Parmi les abcès peri-rectaux, dit-il, les uns provenant de causes étrangères au rectum, ne demandent qu'une incision permettant l'entier écoulement du pus : « La nature attentive « à se débarrasser de ce qui l'incommode, ne tardera pas à pro-

« curer le dégagement qui doit précéder le rapprochement et
« le recollement des parties dilacérées. » — « Les autres pro-
« viennent d'une crevasse au rectum, soit qu'elle y ait été faite
« par un corps étranger entraîné avec les excréments ou par
« le refoulement de l'humeur contenue dans les follicules
« muqueux qui se trouvent à son extrémité », doivent être
soumises au traitement par la méthode de Faget. Sabatier
insiste du reste sur les résultats fâcheux, les récidives dues
au procédé de Foubert. En sorte que, malgré la part presque
égale qu'il semble faire d'abord entre les deux procédés, il se
trouve qu'au fond ses arguments sont tout en faveur de l'un
d'eux, du large débridement.

C'est encore une opinion mixte que celle de Velpeau dans le
dictionnaire en 30 v. 1833. — Il conseille la méthode de
Faget dans le cas où l'abcès fait saillie dans l anus et ne s'élève
pas au dessus du sphincter. S'il est vaste et profond il conseille
d'agir selon les principes de Foubert. Le contraire nous pa-
raîtrait plus rationnel.

Vidal (de Cassis) est partisan des grandes incisions et plus
on les étend plus elles offrent d'avantages, mais on ne peut
trouver chez lui d'indication bien nette sur la section du
rectum.

Dans le *Dictionnaire des sciences médicales*, Gosselin défend
la méthode de Foubert : — l'autre, en effet, expose à l'incontinence ; en outre dans beaucoup de cas on ne sait si une fistule
se formera ou non, et on est toujours à temps d'intervenir si
elle se forme et si la récidive se produit. Nul doute qu'en
suivant ces errements, l'illustre professeur n'ait eu souvent
à pratiquer cette seconde opération sur des périnées qui eus-
sent été mis complètement à l'abri dès le début par le premier
genre d'intervention.

Tout autre est l'article de Chassaignac dans le dictionnaire
de Jaccoud où il développe la doctrine de la large intervention déjà formulée dans son *Traité de la suppuration*.
« Les abcès tubéreux ou superficiels ne seront pas simple-
« ment ponctionnés, mais incisés dans toute leur étendue
« parallèlement à leur grand diamètre. Les abcès profonds

« qui remontent jusqu'au dessus du sphincter seront fendus
« de dedans en dehors d'après la méthode attribuée à
« J.-L. Petit, en d'autres termes, le bistouri, porté d'abord
« dans l'anus, sera ramené ensuite sur la fesse, etc...... Il ne
« faut pas oublier les avantages que présente dans beaucoup
« de cas une large ouverture : trop petite elle favorise la
« stagnation des matières dans quelque point du foyer, par
« suite la formation de clapiers, de fusées purulentes, de
« vastes décollements, etc...... Plus grande elle permet l'éva-
« cuation complète et instantanée du dépôt et se cicatrise
« avec une facilité et une rapidité presque égale. (*De la sup-*
« *puration* 1859) ». N'est-ce pas magistralement exposer
l'opinion défendue par les membres de la Société de chirurgie ? Il est vrai que père du drainage, il essaie de trouver
un procédé mixte, une sorte d'opération en deux temps com-
portant un drain dans l'abcès avant la large incision.

Daniel Mollière dans son *Traité des maladies du rectum*
de 1877, après avoir examiné les opinions en présence, pose
les conclusions suivantes :

1° L'incision immédiate du rectum dénudé n'est pas
indispensable ;

2° L'incision du rectum dénudé n'est pas innocente ;

3° La présence d'un orifice interne faisant communiquer
l'intestin avec l'abcès n'est pas une indication suffisante pour
autoriser le débridement du rectum.

-- Et il résume le traitement dans les deux principes sui-
vants :

Incision hâtive suffisante pour assurer le débridement et
le libre écoulement du pus.

Respecter autant que possible l'appareil musculaire de
l'anus et du rectum.

Malheureusement cette conduite peut amener à respecter
des diverticules, des clapiers, origines d'autres fistules qui
produisent ces périnés en pommes d'arrosoir. Aussi M. Trélat,
s'appuyant sur des observations de récidives, s'est-il élevé
d'une manière absolue contre cette ligne de conduite de
Mollière. Dans le cours de deux cliniques publiées dans le

Progrès Médical, l'une le 26 décembre 1885, l'autre le 9 avril 1887, il formula ces deux règles, adoptées complètement par M. Heurteloup dans le rapport déjà cité au début de notre étude.

Première règle. — Chaque fois qu'on se trouve en présence d'un abcès de la marge de l'anus que l'on vient d'ouvrir, ou qui vient de s'ouvrir, explorer avec le stylet pour voir jusqu'où remonte le décollement, et diviser la paroi rectale dans la hauteur de ce décollement.

Deuxième règle. — En face de fistules, il faut commencer par la reconnaissance très exacte de la disposition, de la profondeur des diverticules, ouvrir les trajets, mettre à jour les clapiers, modifier les surfaces rebelles à la cicatrisation naturelle. Ce sont ces règles qui ont constamment dirigé la pratique d'Allingham. Reclus, de son côté, les a adoptées complètement à la Société de chirurgie, et s'exprime ainsi : « La méthode de Joubert échoue souvent ainsi que je l'ai montré sur un de mes malades, chez lequel M. le professeur Richet fit pour un abcès de la fosse ischio-rectale une incision semblable et qui revint quelque temps après avec une longue fistule intra-sphinctérienne remontant très haut.» Ces règles se trouvent développées dans une thèse inspirée par M. Trélat à son élève de Barrau de Muratel.

Pourquoi donc une méthode qui a donné de si bons résultats, a-t-elle pu être combattue comme elle l'a été par des hommes de la valeur de Gosselin ? Pourquoi maintenant encore M. Bazy vient-il apporter à la défense de la méthode adverse l'appui d'un travail remarquable ?

C'est justement parce que, la large et profonde incision pratiquée au bistouri présente certains inconvénients, mais les observations que nous apportons montreront, nous l'espérons du moins, que ces désavantages disparaissent par l'emploi du thermo-cautère.

On a reproché à la méthode de Faget d'abord l'hémorrhagie. Saviard nous dit dans sa première observation qu'en coupant des brides profondes, on a ouvert des branches d'artères. « Ainsi qu'il est arrivé plus d'une fois au grand

« dommage des malades, qui ont péri quelquefois par
« l'hémorrhagie puisqu'il est impossible de faire la ligature
« du vaisseau qui la fournit et qu'il n'est pas facile de com-
« primer son ouverture faute d'appui. »

Avec la forcipressure on viendrait à bout de ce danger,
mais quelle difficulté pour le chirurgien d'opérer au milieu
de tissus qui saignent si facilement et combien est préférable
l'emploi d'un instrument permettant non seulement d'arrêter une hémorrhagie aussi bien que les pinces, mais en
outre de faire l'opération à sec, ce qui n'est pas un mince
avantage sur des sujets parfois débilités par une suppuration
longue et abondante.

Pour ce qui est de la crainte de voir une incontinence des
matières fécales être la suite de la section du sphincter, nous
sommes maintenant beaucoup plus rassurés qu'à l'époque
de Faget; en tout cas, sans vouloir discuter ce point particulier, nous pouvons toujours affirmer que l'emploi du
thermo-cautère, substitué à celui du bistouri, n'est pas pour
augmenter les chances de production de cette infirmité.

Mais tous les ponts cutanés étant débridés, tous les clapiers,
ouverts, les fistulettes poursuivies jusque dans leurs plus
fines ramifications, on se trouve en présence de tissus qui
n'ont naturellement aucune tendance à une cicatrisation
active et normale ; au contraire, les callosités, les fongosités
qui s'offrent au chirurgien, sont lentes à se cicatriser et
nécessitent l'emploi d'un modificateur énergique.

M. Trélat dans sa clinique du 20 décembre discute ce point
qui est comme un corollaire de sa deuxième règle.

« Pour modifier, dit-il, les surfaces rebelles, employer les
instruments que l'on veut. La curette, si bonne ailleurs, n'a
pas donné là les résultats qu'on en attendait.

« Je lui préfère de beaucoup le thermo-cautère qui agit
plus régulièrement et plus énergiquement sur les parties à
détruire, et c'est toujours avec cet instrument que vous
me voyez terminer mes opérations de fistule à l'anus. »

Les résultats que nous avons constatés nous font partager
complètement l'avis de M. Trélat, et sa devise est la nôtre, à

condition de changer le mot terminer en celui de pratiquer‘ car nous ne pouvons trouver aucun avantage à commencer l'opération au bistouri pour la terminer au thermo–cautère, tandis qu'au contraire nous en trouvons beaucoup à faire tous les temps du débridement au fer rouge.

Grâce à lui, en effet, point d'hémorrhagie, chose fort importante si nous en jugeons par certaines observations. Mais d'autre part, l'opération est plus longue ; le couteau du thermo–cautère sectionne lentement, surtout quand on est forcé de le porter à une profondeur considérable. De nos jours, grâce au sommeil chloroformique, un peu plus de lenteur dans un procédé ne doit point nous arrêter quand ce désavantage est compensé par une supériorité bien marquée.

D'autre part si actuellement grâce encore à l'antisepsie on compte moins qu'autrefois avec les phénomènes de septicémie, il faut avouer cependant , que dans une région aussi exposée que celle qui nous occupe à l'empoisonnement microbien, un procédé qui met à l'abri, ou du moins qui expose moins que tout autre à l'absorption des germes septiques, doit être préféré. Or n'est-ce pas le cas du thermo-cautère? Que se passe-t-il en effet avec cet instrument? Au moment de l'opération, nulle absorption ne se produit au niveau de la surface cautérisée, donc l'infection est impossible. Plus tard, à la chute des escharres, on se trouve en présence d'une plaie bourgeonnant uniformément, avec des bourgeons charnus parfaitement vivaces, développés sans aucune de ces anfractuosités favorables à la production des anaérobies. Ces plaies sont donc éminement propres à être mises à l'abri des germes par un pansement antiseptique.

Aussi, dans nos observations, n'avons-nous jamais noté la moindre élévation de température, le moindre mouvement fébrile.

Donc pas d'hémorrhagie pendant l'opération, aucun accident après ; au contraire, une cicatrisation rapide par des bourgeons charnus d'une vitalité remarquable, tel est le bilan de l'opération faite au fer rouge. Ces avantages ont été si marqués dans la série de M. le professeur Combalat, que nous nous sommes plusieurs fois étonnés du silence des auteurs. C'est à peine, en effet, si dans Sabatier seul nous avons pu en trouver une simple mention sans aucun commentaire.

Quant aux inconvénients, à part un peu de lenteur dans l'incision, ce procédé n'a contre lui rien de particulier, et nous n'avons eu à signaler aucun accident, ce qui rend le résultat de notre pratique conforme à « cette ancienne sentence qui se trouve dans les livres d'Hippocrate. En incisant l'intestin, en le coupant, en le cousant ou le brûlant, en le putréfiant vous ne produirez aucune lésion, quoique cela paraisse très grave. » (Morgagni).

Voici, du reste, l'exposé de trois cas opérés par cette méthode, dans lesquels les résultats ont été remarquables, si l'on tient compte de l'étendue du mal, de la gravité de la lésion locale, et dans certains de l'état général.

1re OBSERVATION.— Madame X., âgée de 30 ans, sans profession, vient nous consulter, en janvier 1887, pour une affection de la marge de l'anus. Rien dans ses antécédents pathologiques personnels, mais du côté de ses ascendants un père tuberculeux.

Il y a trois ans, notre malade souffrit pendant quelques jours d'une constipation opiniâtre qui amena des douleurs vives pendant la défécation et le développement d'hémorrhoïdes assez volumineuses.

Sous l'influence d'un traitement approprié, la constipation cessa, mais il se produisit un abcès à gauche de la marge de l'anus, abcès qui disparut après une ponction faite à la lancette par le médecin qui la soignait.

Dix mois plus tard nouvelle poussée terminée par la production d'une fistule qui ne tarit qu'au bout de trois semaines.

Enfin en décembre 1886 un nouvel abcès se produit, la malade fatiguée par une suppuration incessante, un suintement sanieux, vint réclamer une intervention chirurgicale.

A l'examen de la région malade, nous constatons l'intégrité absolue du côté droit. A gauche un orifice en cul de poule sur une élevure violacée par lequel s'échappent du pus, des gaz, mais pas de matières fécales. Au-dessus et au-dehors un orifice plus petit. Enfin dans l'intervalle des plis rayonnés un troisième orifice; mais au dire de la malade ce n'est que par le premier (qui occupe l'emplacement de l'incision primitive) que se fait l'écoulement.

Le stylet introduit par là remonte très haut, franchit la région sphinctérienne, se trouvant au large dans une cavité relativement volumineuse ; les deux autres orifices ne nous conduisent que dans de petits culs de sac sans issue. Au spéculum nous apercevons l'orifice interne de la fistule que le stylet avait dépassé, et qui se trouvait à un centimètre au-dessous de l'extrémité de l'instrument.

La malade étant plongée dans le sommeil chloroformique, l'anus et le périnée lavés avec une solution de sublimé (chose fort nécessaire si l'on tient compte de l'érythème entretenu par le suintement constant) une sonde cannelée, sans cul de sac, est conduite à l'extrémité de l'abcès et ramenée au dehors après avoir perforé la mince paroi rectale. Puis le thermo-cautère sectionne lentement, mais sans hémorrhagie, le pont épais. Après avoir soigneusement touché avec la lame au rouge vif, toutes les parois de l'abcès, nous réunissons cette incision aux deux petits diverticules séparés. Nous obtenons ainsi une grande fente dans le creux ischio-rectal avec deux incisures latérales. Pour obtenir une plaie plus uniforme le petit lambeau supérieur que donnait la rencontre des deux incisions est sectionné au thermo-cautère. Nous n'osâmes pas en faire autant pour le petit lambeau inférieur de peur de produire un trop grand délabrement du rectum.

La plaie est pansée avec des tampons de gaze iodoformée. Nous n'avons jamais eu ni fièvre ni douleur ; 15 jours après nous n'avions plus qu'une plaie à fleur de peau bourgeonnant bien et sans aucune anfractuosité. Quand au sphincter il avait repris sa tonicité.

Un mois après, la malade quittait, Marseille avec cicatrisation presque complète, la plaie devenue linéaire n'en avait certes pas pour une semaine avant d'être entièrement cicatrisée.

Nous avons depuis revu cette dame, l'acte ultime de la digestion s'accomplit parfaitement et depuis jamais aucun trouble ne s'est effectué du côté où a porté le traumatisme, plus aucun suintement. En outre la santé générale est beaucoup plus florissante.

2° OBSERVATION. — Madame F., 29 ans, sans profession, sans aucun antécédent morbide, soit héréditaire, soit personnel, n'a accouché qu'une seule fois et sans accident, d'une fille âgée de 9 ans aujourd'hui.

Le 14 août 1887, après une constipation opiniâtre au cours de laquelle elle s'était livrée à de nombreuses et inutiles tentatives de défécation, Madame F. est prise de douleurs anales vives avec sensation de chaleur brûlante et prurit intense. Du sang s'est échappé au cours des efforts de défécation en même temps qu'apparaissait un bourrelet inégal et violacé d'hémorrhoïdes, bourrelet permanent et irréductible malgré les tentatives du médecin traitant.

Bains de siége, tisanes émollientes, cataplasmes, purgatifs pilules variées, ne modifièrent pas cet état. Une première tumeur hémorrhoïdale s'abcèda au côté droit de l'anus, puis une seconde à gauche, à un niveau plus antérieur.

Vue le 5 septembre 1887, la malade présente à la région anale, deux orifices fistuleux. L'un plus large, déchiqueté, valvulaire. à gauche, se perd supérieurement dans le sphincter. Il offre un premier diverticule dans la fesse, diverticule oblique en haut, en arrière et en dehors où il atteint le niveau de la pointe du coccyx. Grâce à sa largeur la sonde cannelée le parcourt facilement. Le second prolongement moins considérable dirigé en avant vers la fourchette est sous-cutané. La peau se trouve fort amincie à son niveau.

A droite de l'orifice anal, on trouve l'orifice étroit. en cul de poule d'une seconde fistule. Fort élevé son fond dépasse notablement le niveau du sphincter. Il faut introduire tout l'index pour atteindre l'extrémité de la sonde cannelée. Elle offre un diverticule postérieur plus étendu que la première fistule, oblique en haut, en dehors puis recourbé en dedans, il dépasse notablement le niveau de la pointe du coccyx. Elle présente un second diverticule peu étendu, directement dirigé en dehors et un troisième moindre encore, proéminant en avant sous la peau amincie.

Ces deux fistules et leurs prolongements ne présentent pas de communication dans l'intestin. Elles sont le siége d'une suppuration mal liée. Le palper de la région détermine du gargouillement, l'apparition de bulles gazeuses très fétides.

L'anus, la partie adjacente des fesses, la vulve, la face interne des cuisses souillés par cette sécrétion sont le siège de rougeurs prurigineuses et de ci de là, de quelques vésicules eczémateuses.

Entre les orifices fistules, se voient encore quelques varicosités hémorrhoïdales.

L'appétit est perdu ; chaque selle fort douloureuse. De fréquents accès de fièvre éclatent. Une opération radicale est proposée à la malade qui ne se décide et ne la subit que le 30 septembre.

L'anus est largement dilaté tant avec le spéculum de Cusco qu'avec les pouces, après que la narcose chloroformique a été poussée à fond. Nous nous efforçons alors de mettre à nu avec la lame du thermocautère les trajets fistuleux dans leurs moindres méandres. La fistule droite est rendue complète avec la sonde cannelée qui perfore assez difficilement la paroi rectale. La pointe de la sonde ramenée au dehors, le thermocautère entame peu à peu les tissus, pour éviter toute perte sanguine. En dépit de l'étroitesse de l'orifice, un vaste décollement existe en ce point et à la suite de l'incision précédente se forment deux lambeaux cutanés et muqueux que nous excisons. Sur la sonde cannelée, la lame du thermocautère met à jour les trois diverticules de cette fistule. Il faut en arrière traverser une couche très épaisse de graisse. La paroi de ces diverticules est partout touchée avec la lame rougie.

Pour la fistule du côté gauche, mêmes manœuvres moins longues et moins difficiles.

Finalement, l'anus et la partie inférieure du rectum sont divisés en deux parties, l'une postérieure appendue au coccyx, une antérieure attenante à la vulve et au vagin. La postérieure constitue une sorte de promontoire. Cette vaste perte de substance est bourrée d'iodoforme et de gaze iodoformée.

L'opération a duré une heure quinze minutes ; aucune douleur au lieu de l'opération.

Aucune réaction. La malade a des vomissements bilieux et muqueux jusqu'à la fin de la journée, provoqués par la quantité assez considérable de chloroforme qu'elle a absorbée, (environ 150 gr.).

Jusqu'au 10 octobre, rien à noter qu'une sécrétion ano-rectale, muco-purulente assez abondante par moments et l'élimination des escharres produites par le thermo-cautère dans le tissu cellulaire sous-cutané.

Le 12 octobre, Mme F. est prise pour la première fois d'un besoin d'aller à la selle. Les tentatives sont vaines. L'index et le manche d'une petite cuillère introduits dans le rectum amènent au-dehors quelques selles moulées et molles. Le sphincter a recouvré son ressort. A l'exception du tissu cellulo-graisseux aux extrémités des incisions postérieures, la surface de la plaie est couverte de luxuriants bourgeons charnus. A la partie gauche, répondant à l'ancienne fistule, il semble que dans le fond se constitue un cul de sac. Le pansement est particulièrement soigné de ce côté.

Le 2 novembre, la malade demande à regagner son pays.

Le 1er décembre, il n'existe plus de chaque côté de l'anus, qu'une petite plaie ovalaire, de la grandeur d'une pièce de 2 francs.

Le 23 décembre, Mme F. nous fait savoir que la cicatrisation est complète. Les matières qui s'échappaient, dans les premiers temps, au premier éveil du besoin, sont parfaitement retenues depuis longtemps. La rougeur des fesses et des cuisses a disparu.

3° OBSERVATION. — Mme Tuss, ménagère, 32 ans, est affectée depuis seize jours d'une diarrhée intense, qu'elle a négligée et dont la cause lui échappe. Quand nous la voyons, le 24 décembre 1887, pour la première fois elle accuse depuis sept jours une sensation de corps étranger à la partie latérale gauche de l'orifice de l'anus, et des douleurs lancinantes en ce point, douleurs qui deviennent vives et aiguës à chaque fois qu'elle se présente à la selle.

Au lieu désigné, existe une petite saillie hémisphérique, rouge, fluctuante, très douloureuse au toucher, proéminant à la fois sous la peau et du côté du conduit anal sous le tégument rosé de ce conduit, dont elle efface les plis. L'abcès est nettement audessous de l'anneau sphinctérien interne qui établit sa limite supérieure.

Ouverture de l'abcès le 25 décembre avec le thermo-cautère de façon à dépasser son fond du coté interne et sa limite interne du côté de la peau. Du pus phlegmoneux, bien lié, sans odeur fécale s'échappe. Le thermo-cautère est promené sur la paroi de la poche.

Une mèche de gaze iodoformée est placée dans la plaie.

Le 30 décembre, toute la partie escharifiée est éliminée. La plaie rosée bourgeonne abondamment. Les douleurs ont disparu.

Le 4 janvier, il existe une plaie linéaire presque au niveau de la peau, peu déprimée bourgeonnante qui est cautérisée au nitrate d'argent. La malade va à la selle sans aucune douleur.

Si nous résumons les résultats de ces trois opérations, nous voyons que dans les deux premières, nous avions à faire à des cas très graves avec des délabrements considérables et que tous nos malades ont guéri rapidement et *définitivement*. L'opération a été pratiquée sans aucune hémorrhagie. Jamais aucun phénomène de septicémie, toujours une plaie d'un aspect magnifique, je ne parle pas de la restauration du sphincter qui, si elle n'a pas été produite exclusivement par ce mode d'intervention, a dû être singulièrement aidée par la rapidité de la cicatrisation et la vitalité des bourgeons. Quoiqu'il en soit, en faisant abstraction de ce fait non démontré quoique vraisemblable, nous voyons combien les résultats ont été avantageux. Nous aurions pu apporter ici des exemples bien plus nombreux et fournir une riche statistique, toute de guérisons définitives ; les faits que nous avons fournis nous ont paru suffisamment probants. Il reste, il est vrai, le reproche de la longueur de l'opération, il est fondé, mais bien minime en comparaison d'avantages incomparables.

Dr G. Roux.

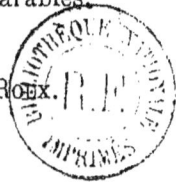

MARSEILLE. — IMPRIMERIE BARLATIER-FEISSAT, RUE VENTURE, 19.

www.ingramcontent.com/pod-product-compliance
Lightning Source LLC
Chambersburg PA
CBHW050402210326
41520CB00020B/6425